T Karthikeyan

Tratamento fisioterapêutico da dor da articulação sacro-ilíaca na gravidez

T Karthikeyan

Tratamento fisioterapêutico da dor da articulação sacro-ilíaca na gravidez

Fisioterapia Saúde da Mulher

ScienciaScripts

Imprint

Cover image: www.ingimage.com

This book is a translation from the original published under ISBN 978-620-6-77117-3.

Publisher:
Sciencia Scripts
is a trademark of
Dodo Books Indian Ocean Ltd. and OmniScriptum S.R.L publishing group

120 High Road, East Finchley, London, N2 9ED, United Kingdom
Str. Armeneasca 28/1, office 1, Chisinau MD-2012, Republic of Moldova, Europe
Printed at: see last page
ISBN: 978-620-7-95419-3

Conteúdo

Dr. T. Karthikeyan, MPT, Doutoramento, D.SC

(Reabilitação Médica)

(Aptidão física, testes físicos, especialista em prescrição)

(Académico proeminente, investigador, educador Reabilitação

& Cuidados funcionais),

Professor Associado/Chefe /

Antigo reitor/presidente

(Fisioterapia/Farmácia/Departamento de Estudantes

Bem-estar)

Universidade de Gurugram (uma universidade governamental)

Setor 51

Jardim Mayfield

Gurugram-122003

Haryana

Índia

Telemóvel: - +91-9448343356,

Correio eletrónico:- karthik 77in@yahoo.co.in

dr.t.karthikeyan@gurugramuniversity.ac.in,

drkarthiknimhans@gmail.com

RECONHECIMENTO

Antes de mais, gostaria de agradecer a **Deus Todo-Poderoso** pela Sua orientação ao longo da minha carreira. Este projeto foi uma grande experiência de aprendizagem para mim.

Dinesh Kumar, Hon VC, meu guia académico e modelo a seguir, pelo seu apoio oportuno, orientação constante e encorajamento inabalável ao longo do meu estudo.

Expresso a minha sincera gratidão ao **Prof. S.C. Kundu** , Professor, guia DAA, pelo seu apoio administrativo constante ao longo do meu estudo.

Expresso a minha sincera gratidão ao **Dr. Dr. Rajiv Kumar Singh**, Conservador, guia, pelo seu constante apoio administrativo ao longo do meu estudo.

Tenho o dever de agradecer sinceramente à minha amada esposa, **Sra. Krishna Veni**, aos meus filhos **Sai Ghayathri K**, aos meus pais e à minha sogra pelo seu amor, apoio, motivação e orações que tornaram esta jornada abençoada.

Os meus agradecimentos especiais e sinceros aos meus sujeitos, pelo seu precioso tempo e apoio, sem os quais este estudo não poderia ter sido bem sucedido.

1 INTRODUÇÃO

A gravidez não só traz a alegria da maternidade à mulher, como também altera e modifica o tónus e a mecânica normais do sistema músculo-esquelético.

De todas as estruturas, a coluna vertebral e a região da casca baixa sofrem uma grande mudança nas alterações posturais, na biomecânica alterada, na curvatura exagerada, na deslocação de peso alterada e na tensão nas articulações e nos músculos.

OSTGAARD e ANDERSON estudaram 817 mulheres com dores na articulação sacro-ilíaca. 67% das mães sentiram dores imediatamente após o parto. 30% sentiram dores 3 meses após o parto.

A dor na articulação sacro-ilíaca é, portanto, muito significativa e requer cuidados e tratamento precoces para evitar uma situação de dor crónica.

É importante recuperar a força dos seus músculos abdominais após o nascimento do bebé, uma vez que músculos fortes ajudam a evitar tensões e lesões nas costas.

DISFUNÇÃO DA ARTICULAÇÃO SACRO-ILÍACA :

A gravidez pode ter muitos efeitos possíveis na articulação sacro-ilíaca: por exemplo, a frouxidão articular pode permitir novos movimentos repetitivos numa ou em ambas as articulações, causando dor, se combinada com atividade suficiente. O novo movimento permitido pode fazer com que as superfícies irregulares fiquem "fixas", tornando a articulação imóvel e tendo um efeito mecânico sobre a outra articulação. Tanto a torção anterior como a posterior, ou a rotação do íleo no sacro, foram descritas, mas não há consenso quanto à mais comum (Don Tigny 1985). Parece provável, no entanto, que a configuração complexa e altamente individual da articulação sacro-ilíaca permita um grande número de direcções de movimento possíveis. O aumento de peso durante a gravidez empurra o sacro para baixo entre os ilíacos em todas as posturas verticais e, ao caminhar, cada articulação sacro-ilíaca transmite alternadamente a carga total. Existe a possibilidade de a articulação falhar em resultado de um laxismo articular? É certo que a esclerose das articulações sacro-ilíacas (por exemplo, osteíte condensans ilii) é observada na radiografia após o parto. Schemmer et al (1995), utilizando película simples, arteriografia e tomografia computorizada (TC), encontraram uma associação estatisticamente significativa da osteíte condensante ilíaca com a paridade. Normalmente desaparece em poucos meses, mas indica um stress transitório. Um cinto de suporte pode proporcionar conforto a algumas mulheres.

As alterações na orientação ou nos graus de movimento de uma articulação sacro-ilíaca podem afetar a sínfise púbica e também a coluna vertebral. Também foi demonstrado que a dor da coluna lombar e, ocasionalmente, da anca, pode ser referida à região sacro-ilíaca, e não há dúvida de que podem coexistir perturbações da coluna lombar e das articulações sacro-ilíacas. Assim, a dor sentida numa articulação sacro-ilíaca não é sinónimo de doença dessa articulação; devem ser exploradas outras possibilidades e procurados outros sinais que confirmem ou refutem a dor. Uma avaliação exacta e completa é essencial para o êxito do tratamento.

NECESSIDADE DO ESTUDO :

- Avaliar o efeito da combinação de TENS e exercícios na minimização da dor da articulação sacro-ilíaca na gravidez.
- Minimizar a patologia da articulação sacro-ilíaca no período pós-parto.
- Estabelecer um protocolo de exercícios durante a gravidez.

DESCRIÇÃO DO PROBLEMA :

Um estudo comparativo para avaliar a eficácia da combinação de TENS e exercícios em relação ao exercício isolado para a dor da articulação sacro-ilíaca na gravidez.

OBJECTIVOS :

- Avaliar a eficácia da TENS combinada com um programa de treino de exercício estruturado.
- Aumentar a sensibilização para a dor na articulação sacro-ilíaca durante a gravidez.
- Para melhorar a estabilidade da articulação sacro-ilíaca.

HIPÓTESE :

O programa TENS COM exercício é mais eficaz do que o exercício isolado na redução da dor na articulação sacro-ilíaca durante a gravidez.

PRESSUPOSTOS :

- A TENS com um programa de exercícios reduzirá a dor na articulação sacro-ilíaca durante a gravidez.
- A TENS com um programa de exercícios melhorará a estabilidade da articulação sacro-ilíaca em mães grávidas.

- As variáveis independentes foram o TENS e o programa de exercícios.
- As variáveis dependentes foram a dor e a estabilidade da articulação sacro-ilíaca.

DEFINIÇÕES OPERACIONAIS :

1. PROGRAMA DE EXERCÍCIOS :

O Programa de Exercício é a aplicação de meios físicos para o alívio de sintomas e para melhorar as funções do corpo (ou) a sua capacidade de funcionamento.

2. TENS :

A Estimulação Eléctrica Nervosa Transutânea (TENS) é um sistema de estimulação retangular pulsada
corrente de onda através de eléctrodos de superfície na pele do paciente.

3. DOR :

A DOR é definida como uma experiência sensorial e emocional desagradável associada a danos reais (ou potenciais) nos tecidos.

4. DOR NA ARTICULAÇÃO SACRO-ILÍACA :

DOR sentida pelas grávidas na zona sacro-ilíaca que causa desconforto na postura e nas actividades.

DOR NA ARTICULAÇÃO SACRO-ILÍACA

As ARTICULAÇÕES SACRO-ILÍACAS são formadas pela ligação do Sacro e dos ossos ilíacos direito e esquerdo. O sacro é o osso de forma triangular situado na parte inferior da coluna vertebral, abaixo da coluna lombar.

Enquanto a maior parte dos ossos da coluna vertebral são móveis, o sacro é composto por 5 vértebras que estão fundidas e não se movem. Os ossos ilíacos são os dois grandes ossos que constituem a pélvis. Por conseguinte, as articulações sacro-ilíacas ligam a coluna vertebral à pélvis. O sacro e os ossos ilíacos são mantidos juntos por um conjunto de ligamentos fortes. As articulações sacro-ilíacas são relativamente móveis.

Normalmente, há menos de 4 graus de rotação e 2 mm de translação de três articulações. A maior parte do movimento na zona da bacia ocorre nas ancas ou na coluna lombar.

Estas articulações têm de suportar todo o peso da parte superior do corpo quando estamos erectos, o que coloca uma grande quantidade de tensão sobre elas. Este facto pode levar ao desgaste da carruagem sacro-ilíaca, causando dor.

DISFUNÇÃO DA ARTICULAÇÃO SACRO-ILÍACA :

Existem muitos termos diferentes para os problemas da articulação sacro-ilíaca, incluindo disfunção da articulação sacro-ilíaca, síndroma da articulação sacro-ilíaca, inflamação da articulação sacro-ilíaca. Cada um destes termos refere-se a uma condição que causa dor nas articulações sacro-ilíacas.

CAUSAS :

Tal como as outras articulações, as articulações sacro-ilíacas são constituídas por uma camada de suporte que cobre o osso. O suporte permite algum movimento e actua como um amortecedor de choques entre os ossos. Quando este suporte é danificado ou desgastado, ocorre degeneração, causando dor.

Durante a gravidez, a libertação de hormonas importantes no corpo da mulher permite que os ligamentos relaxem. Isto prepara o corpo para o nascimento da criança. O relaxamento dos ligamentos que mantêm as articulações sacro-ilíacas unidas permite uma maior noção das articulações e pode levar a um aumento das tensões e a um desgaste anormal. O peso adicional e o padrão de marcha associados à gravidez também colocam uma tensão adicional nas articulações sacro-ilíacas.

Além disso, qualquer plano associado que altere o padrão normal de marcha coloca um maior stress nas articulações sacro-ilíacas. Isto inclui discrepância no comprimento dos membros, dor na anca ou na extremidade inferior.

PATOMECÂNICA :

A gravidez pode ter muitos efeitos possíveis na articulação sacro-ilíaca. A frouxidão pode permitir novos movimentos repetitivos numa ou em ambas as articulações, causando dor, se combinada com atividade suficiente.

O novo movimento permitido pode fazer com que as superfícies do universo se tornem fixas, tornando a articulação imóvel e exercendo um esforço mecânico sobre a outra articulação.

Tanto a torção anterior como a posterior ou a rotação do ílio no sacro estão alteradas, causando dor. A configuração da articulação sacro-ilíaca é complexa e muito individual. A configuração da articulação sacro-ilíaca permite um grande número de direcções de movimento possíveis.

RESULTADOS :

- O aumento de peso durante a gravidez empurra o Scrum para baixo, entre os ilíacos, em todas as posturas verticais.
- Verifica-se uma alteração da orientação dos movimentos da articulação

sacro-ilíaca.

- A sínfise púbica e a coluna vertebral são afectadas alternadamente.
- A dor referida da região lombar também pode ser transmitida.
- O diagnóstico diferencial é essencial para excluir qualquer outra patologia sinónima.

SINTOMAS :

O sintoma mais comum do Sacro-Ilíaco é a dor. As mães grávidas podem sentir dores na parte inferior das costas ou na parte de trás das ancas.

A dor também se faz sentir nas virilhas e nas coxas.

- A dor é normalmente pior quando se está de pé ou a andar.
- A dor diminui ao deitar-se.
- A dor causada pela artrite provoca rigidez e sensação de ardor na bacia.

DIAGNÓSTICO DA DOR NA ARTICULAÇÃO SACRO-ILÍACA :

- O questionário ajuda a identificar quaisquer perturbações subjacentes que causem dor e também a diferenciar a dor das articulações sacro-ilíacas, das ancas ou da coluna lombar.
- O exame físico ajuda a isolar a origem da dor. As articulações sacro-ilíacas são movidas (ou) comprimidas em posições deitadas para determinar a dor.

TRATAMENTO :

Uma explicação adequada à mãe ajuda-a a compreender o seu problema.

AVALIAÇÃO :

Uma avaliação adequada da mãe antes do tratamento ajuda a obter um resultado eficaz do tratamento e a reduzir o risco de produzir quaisquer outras complicações.

EXAME SUBJECTIVO:

- Método do questionário: São enumeradas várias perguntas relacionadas com o problema e dadas às mães para responderem.
- Estado da mãe - ansiosa, stressada, cansada
- Serrilhas de Perinea
- Carregador de hábitos de micção
- Incontinência de esforço
- Dor

❖ local

❖ tipo

❖ frequência

❖ factores agravantes

❖ factores de alívio

- Hiperalgesia
- Números do períneo
- Injecções no trato urinário para excluir dores nas costas.
- Início dos sintomas Partos anteriores

EXAME OBJECTIVO :

É efectuado com o máximo cuidado e precaução.

- Posicionamento

❖ Para estabilidade e conforto.

❖ A postura lateral é geralmente indolor e tolerada.

- Mobilidade

- ❖ Mobilidade das articulações
- ❖ Mobilidade do tronco
- ❖ Amplitude da articulação
- ❖ Nível comum

- Avaliação funcional

- ❖ Amplitude de movimento
- ❖ Rigidez
- ❖ Dor
- ❖ Comprimento / níveis
- ❖ Contornos
- ❖ Sensação
- ❖ Potência
- ❖ Reflexos

- Palpação

Para odema e sensibilidade

2 REVISÃO DA LITERATURA

1) Nilson. Wikmar L, Holm K, OijerstedtR, et al. Efeitos de diferentes tratamentos na dor e nas actividades funcionais em mulheres grávidas com disfunção da articulação Sacro Ilíaca.

2) Berg G, Hammar M, Moller Nielson J. et al avaliam os efeitos da disfunção sacro-ilíaca durante a gravidez.

3) Fry D. Hay smith J, Hough J. et al. National clinical guidelines for the care of women with Sacro Iliac dysfunction (Diretrizes clínicas nacionais para o tratamento de mulheres com disfunção sacro-ilíaca).

4) A escala visual analógica utilizada neste estudo já demonstrou ser válida e fiável por Huskisson em 1982.

5) Margaret polden & Yill mantle - Fisioterapia em obstetrícia e ginecologia Aconselhamento de repouso, TENS e exercícios reduzem a disfunção Sacro Ilíaca.

6) ME MEEKEN (1994) descobriu que os exercícios de pluck floor utilizando uma técnica de contração e relaxamento são um mecanismo de bombeamento eficaz para aumentar a circulação e reduzir a dor.

7) Laslett M. Williams M. The reliability of selected pain provocation tests for Sacro iliac joint pathology (fiabilidade de testes de provocação da dor selecionados para a patologia da articulação sacroilíaca).

8) Richard L. Don. Tigny, PT enfatizou a utilização de ferramentas educativas para melhorar a compreensão e a adesão do paciente para obter resultados bem

sucedidos, utilizando um programa de exercícios concebido para "GESTÃO DA DOR NA DISFUNÇÃO DA ARTICULAÇÃO SACRO-ILÍACA"

9) Wallare et al (1986) examinaram a relação entre o exercício físico e o desconforto físico durante a gravidez e concluíram que as mulheres que praticavam exercício físico apresentavam valores estatisticamente significativos de estima mais elevados e baixos valores de desconforto físico.

10) Mannheimer (1985) Mantle (1998) afirma que a TENS tem sido utilizada com sucesso e segurança como alternativa a outras formas de analgesia.

11) Um fisioterapeuta da Irlanda do Norte efectuou uma investigação (1993 e 1994) e concluiu que a TENS é sobretudo utilizada para o alívio da dor. O Australian Bureau of Statistics (1992) estimou que 10% das mulheres praticavam exercício físico vigoroso.

12) Melz ack & w all (1965, 1982), no seu estudo, defendem que existe uma diferença significativa na redução da dor através da TENS.

13) BerFoluzzi (1989) usou o TENS e relatou um maior grau de satisfação. Bonia (1979) afirma que a TENS eleva os níveis de opiáceos no cérebro e na medula espinal, o que reduz a dor.

14) Manmhemn 1985, a TENS envolve a transmissão de energia eléctrica através da pele para o sistema nervoso. Diz-se que os seus efeitos analgésicos se devem a um mecanismo de fecho de porta na coluna dorsal da medula espinal e à libertação de opiáceos endógenos.

15) BRUKNER e KAHN (1974) sugerem que o exercício suave aumenta a circulação em todos os principais grupos musculares e melhora a função neural

e corretiva dos tecidos.

16) Walsh et al, um estudo bem conduzido (1993) demonstrou que uma combinação significativa de frequências TENS e duração do pulso tem uma influência diferente na latência da condução nervosa periférica. Foi demonstrado que a condução era mais lenta no nervo superficial.

3 METODOLOGIA

CONCEPÇÃO DA INVESTIGAÇÃO :

A conceção da investigação adaptada para este estudo foi um estudo comparativo.

CONTEXTO DO ESTUDO :

O estudo foi efectuado no Departamento de Fisioterapia da Universidade de Gurugram, em Gurugram.

AMOSTRA DA POPULAÇÃO :

Foram selecionadas para o estudo as mães grávidas que compareceram no serviço de medicina materna com dores na articulação sacro-ilíaca. A amostra de 10 indivíduos foi dividida em 2 grupos. 5 em cada grupo.

GRUPO EXPERIMENTAL - I :

Este grupo foi tratado exclusivamente com TENS e programa de exercícios.

GRUPO EXPERIMENTAL - II :

Este grupo foi tratado apenas com o programa de exercícios.

CRITÉRIOS DE SELECÇÃO : CRITÉRIOS DE INCLUSÃO :

1. Foram selecionadas mães grávidas com dor na articulação sacro-ilíaca.
2. Mães primíparas.
3. Mães cooperantes.

CRITÉRIOS DE EXCLUSÃO :

1. Grávidas com quaisquer outras condições patológicas.
2. Entregas múltiplas.

3. Mães não cooperantes.

INSTRUMENTOS :

- **TENS (TRANSCUTANEOUS ELECTRICAL**

ESTIMULAÇÃO NERVOSA)

A TENS foi o modo de tratamento selecionado para o Grupo Experimental I.

A fiabilidade do aparelho foi cuidadosamente verificada.

MODO DE TRATAMENTO :

PARÂMETROS

- Modo - Modo Burst

(Explosões de baixa frequência de estimulação de alta frequência)

- Tempo de tratamento- 30 minutos
- Repetição - Duas vezes por dia
- **MODO DE ACÇÃO**

Este tipo tem as propriedades da TENS convencional e da TENS semelhante à acupunctura. Estimulação das fibras Aδ e Aβ para inibir a sensação de dor mediada pelas fibras C de forma pré-sinóptica a nível segmentar da coluna vertebral.

- **POSIÇÃO :**

Sentar-se inclinado para a frente com um apoio adequado e menos tensão no abdómen.

- **COLOCAÇÃO DE ELÉCTRODOS**

Os eléctrodos são colocados sobre os segmentos vertebrais relacionados com a área dolorosa na região sacro-ilíaca.

- **PROGRAMA DE EXERCÍCIOS :**

As mães que trabalham ativamente e que estão em boa forma física tendem a ter partos mais fáceis do que as que têm um estilo de vida mais sedentário. Os programas de exercício são concebidos com base nos seguintes critérios.

- Níveis de fitness individuais.
- Intensidade e tipo de exercício.
- Factores individuais que afectam a gravidez.

Os efeitos do exercício em mulheres grávidas baseiam-se nas alterações fisiológicas. O exercício aeróbico tende a manter a homeostase interna da mulher.

RISCO DE UM PROGRAMA DE EXERCÍCIOS INADEQUADO :

- **Riscos maternos :**
- Traumatismo músculo-esquelético.
- Excesso de stress cardíaco.
- Hipoglicémia com excesso de exercício físico.
- Alteração da regulação térmica.
- Alteração da ventilação do minuto.

RISCOS ALIMENTARES

1. Sofrimento fetal com exercício vigoroso e prolongado.
2. Alteração do crescimento e desenvolvimento fetal.
3. Malformações fetais.
4. Trabalho de parto pré-termo

TRATAMENTO :

Uma "abertura" cuidadosa da articulação, que lhe permita voltar a uma aproximação mais normal após a libertação, tem-se revelado eficaz em casos de "fixação" da articulação.

Técnica 1: Com a mulher deitada em decúbito dorsal e o joelho do lado afetado fletido, os dedos dos pés são enganchados sob a face lateral do joelho direito. O terapeuta leva passivamente o joelho fletido ao longo do corpo, enquanto segura o ombro do lado afetado contra o plinto. Assim, a tensão é aplicada à articulação sacro-ilíaca afetada e qualquer folga é "absorvida"; no final da amplitude de movimento, é dado um único impulso suave. A mulher pode beneficiar da repetição desta posição em casa, com ou sem um movimento de balanço suave, mas sem o impulso.

Técnica 2: Para a articulação sacro-ilíaca esquerda, a mulher está deitada em posição supina, com o tronco totalmente apoiado, a perna direita relaxada e direita, agarrando o joelho esquerdo fletido ao nível do tubérculo tibial com a mão esquerda. A anca esquerda é rodada lateralmente o suficiente para permitir que o calcâneo esquerdo seja colocado em forma de concha na anca direita.

A mão do médico puxa suavemente o joelho esquerdo para um ponto imediatamente lateral ao ombro esquerdo, e o calcanhar esquerdo é aliviado em direção à virilha direita. A pressão é então libertada e reaplicada uma ou duas vezes. Sugere-se que, se for efectuada uma ou duas vezes por dia, esta operação encorajará uma correlação normal. Os defensores (Fraser 1976) recomendam geralmente que o movimento seja repetido do outro lado.

Técnica 3: Sentada ou de pé (Don Tigny 1985), com a anca e o joelho do lado afetado fletidos e o pé apoiado numa cadeira ou num banco, a mulher balança para a frente até ao joelho e para trás.

Técnica 4: Cyriax recomendado - a mulher deitada (na cama / plinto) cruza a perna do lado afetado sobre a outra e roda a parte inferior do tronco para permitir que a perna do lado afetado fique pendurada sobre o lado da cama, exercendo assim tração através da perna e da anca até à articulação sacro-ilíaca. A posição é mantida, relaxada, durante 10-20 minutos e depois retoma-se a atividade com cuidado.

Técnica 5: Deitado, é realizada uma "tração da perna" longitudinal acentuada no lado afetado, com a perna ligeiramente abduzida (Golightly 1982). A tração súbita através da cápsula da articulação da anca para o ílio pode, em alguns casos, desbloquear as superfícies articulares sacro-ilíacas e, assim, ajudar a um regresso ao alinhamento habitual. No entanto, esta é uma abordagem muito traumática e não deve ser feita de ânimo leve.

Técnica 6: O autor utiliza a posição deitada, com as ancas a 90° , e as pernas apoiadas horizontalmente (numa superfície sólida), a mulher pressiona com a coxa (lado afetado) contra uma superfície firme, segura e liberta. É essencial que a mulher tenha plena compreensão do seu "problema" e saiba qual a melhor forma de manter a correção e prevenir a recorrência.

A posição de repouso mais confortável é geralmente a deitada de lado, com uma almofada entre os joelhos ou para a frente, por baixo do joelho de cima. Os joelhos devem ser mantidos juntos e "dobrados" quando se vira na cama. O trabalho que implica inclinar-se para a frente deve ser evitado, mas quando for essencial, colocar um pé numa ..14...

O banco baixo, ou equivalente, controla a rotação anterior da pélvis até certo ponto (mas não se sofrer dos sintomas de DUP). Se os músculos abdominais estiverem fracos, e se for realista tentar fazer exercícios de fortalecimento, estes devem ser efectuados. A aplicação de um cinto de apoio após uma manobra pode aumentar o conforto e ajudar a evitar a recorrência do mau posicionamento. Quando a recorrência ocorre, o terapeuta terá de decidir com que frequência é sensato manipular desta forma. As reduções repetitivas podem incentivar uma maior instabilidade articular, talvez mesmo a longo prazo.

É possível que, nas fases iniciais, o repouso possa facilitar a redução da inflamação e do edema e, em caso de torção, o relaxamento geral e os movimentos suaves sem carga na cama podem permitir que a articulação regresse naturalmente à sua posição normal.

A TENS pode ser um complemento útil da terapia corretiva e preventiva na fase inicial e dolorosa, mas é importante que o doente compreenda que esta terapia mascara temporariamente a dor em vez de curar a sua causa.

SCIATICA :

Quando uma mulher grávida se queixa de ciática, o seu obstetra pode eventualmente sugerir que é o bebé que está sentado num nervo. No entanto, a menos que a mulher esteja quase a termo, tal parece improvável. A ciática pode acompanhar uma lombalgia e uma disfunção da articulação sacro-ilíaca; raramente ocorre isoladamente. O componente L4 e L5 do nervo ciático, devido ao seu trajeto, seria envolvido em qualquer disfunção ou reação inflamatória neste local. Um aumento da lordose lombar resultante do facto de se estar deitado ou de pé também altera a posição destes

raízes. O aumento da carga pode resultar na redução do tamanho dos forames espinais com a consequente compressão das raízes. As lesões discais não são desconhecidas, e será impossível que as aderências abdominais (por exemplo, na sequência de uma infeção ou de uma cirurgia) sejam outro fator causal?

TRATAMENTO :

A gestão dos sintomas é, de longe, a melhor abordagem, com níveis de atividade reduzidos, dentro de uma gama livre de dor. Os conselhos do fisioterapeuta sobre o posicionamento, os cuidados a ter com as costas, a correção da postura, as actividades da vida diária e o alívio da dor podem ser tomados como "lidos".

CONTRA-INDICAÇÕES :

Atualmente, existem três organismos principais que oferecem orientações recomendadas e contra-indicações para o exercício durante a gravidez. Existe algum desacordo no que diz respeito à interpretação da investigação atual para otimizar a segurança da mãe e do feto, mas o quadro seguinte fornece algumas orientações.

As mulheres nestas categorias tendem a estar conscientes das suas limitações; no entanto, não há razão para que os exercícios pré-natais de rotina para a circulação das pernas, os músculos do pavimento pélvico e os movimentos suaves para manter uma boa postura e o conforto das costas (por exemplo, a inclinação pélvica) não sejam ensinados e praticados regularmente. As actividades que podem ser contra-indicadas incluem desportos de competição e de contacto, e actividades como a equitação, o esqui, o esqui aquático e o mergulho apresentam riscos muito maiores quando a mulher está grávida.

Absoluto	Relativo
Doenças cardiovasculares Infeção aguda Uma história de aborto espontâneo recorrente (aborto espontâneo) Trabalho de parto prematuro na gravidez atual ou anterior Gravidez múltipla Hemorragia vaginal ou rotura de membranas Colo do útero incompentente Hipertensão induzida pela gravidez Suspeita de RCIU ou sofrimento fetal Tromboflebite ou embolia pulmonar Hipertensão crónica, doença ativa da tiroide, cardíaca, vascular ou pulmonar Diabetes tipo 1 não controlada	Mulheres que não estão habituadas a grandes esforços Doenças do sangue, como a doença falciforme e a anemia Doença da tiroide Diabetes - no entanto, um programa cuidadosamente supervisionado de exercício suave pode efetivamente beneficiar alguns doentes Obesidade extrema ou baixo peso Apresentação pélvica no terceiro trimestre

INSTRUMENTOS DO ESTUDO

PRÉ-TESTE :

ESCALA VISUAL ANALÓGICA :

Trata-se de uma linha horizontal não segmentar de 10 cm de comprimento com um descritor de dor em cada uma das linhas. Pede-se aos doentes que assinalem um ponto na linha que melhor represente o nível de intensidade da dor que percepcionam.

DOR LIGEIRA DOR MODERADA DOR SEVERA

DOR

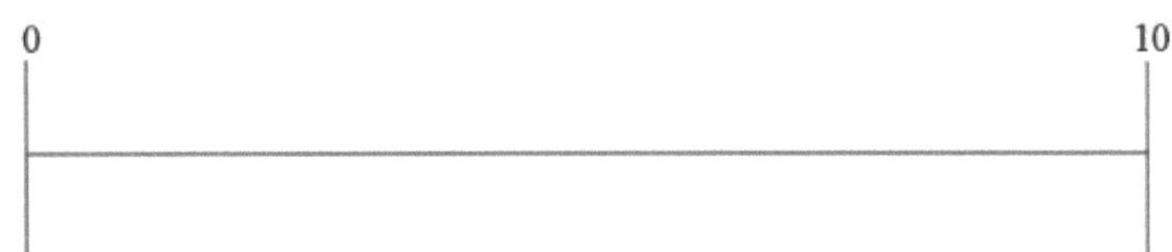

SEM DORMAXIMAL

DOR

ELEVAÇÃO ACTIVA DA PERNA DIREITA (ASLR) :

O ASLR é um teste de estabilidade descrito por Mens et al. Este teste pode ser utilizado para verificar qual o sacro-ilíaco que está instável e também como controlo pós-tratamento para determinar se um tratamento experimental é útil. Verificou-se que, em doentes com dor pélvica posterior, havia dificuldade em levantar ativamente uma (ou) ambas as pernas em posição supina. Muitos doentes referiram dor durante esta ação, embora a maioria tenha descrito uma sensação de paralisia.

PROCEDIMENTO DE MEDIÇÃO :

5. Durante o procedimento, foi pedido ao doente que classificasse a deficiência em

uma escala de seis pontos.

Sem qualquer dificuldade-0

Minimamente difícil-1

Um pouco difícil-2

Bastante difícil-3

Muito difícil-4

Incapaz de fazer-5

6. A extensão da dor foi determinada por uma escala visual analógica variando de 0 (sem dor) a 10 (dor máxima).

7. Medir a dor pélvica posterior quer do lado esquerdo quer do lado direito por Active Straight Leg Raising Test.

PROCEDIMENTO DE TRATAMENTO (GRUPO-I) TENS :

As grávidas do grupo I foram tratadas com TENS a 20 Hz

frequência, largura de impulso de 80 ms, modo contínuo durante 30 minutos.

PROGRAMA DE EXERCÍCIOS: 1. Pressionar as costas - Deitado direito. Manter uma toalha enrolada no arco

da parte inferior das costas. Pressionar durante 5 segundos e relaxar durante 5 segundos.

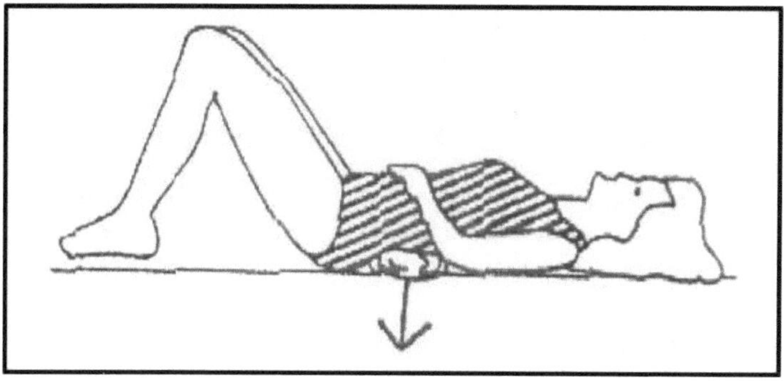

2. Ponte pélvica - Deitado direito. Dobrar ambos os joelhos e tentar levantar as ancas para cima e relaxar.

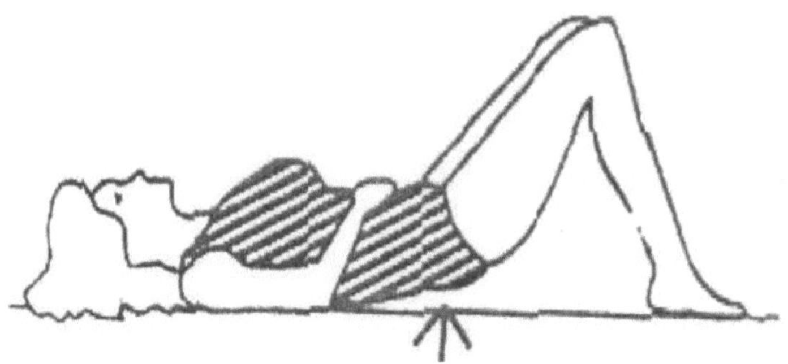

3. Deitado a direito - Dobre a anca e o joelho e estique alternadamente.

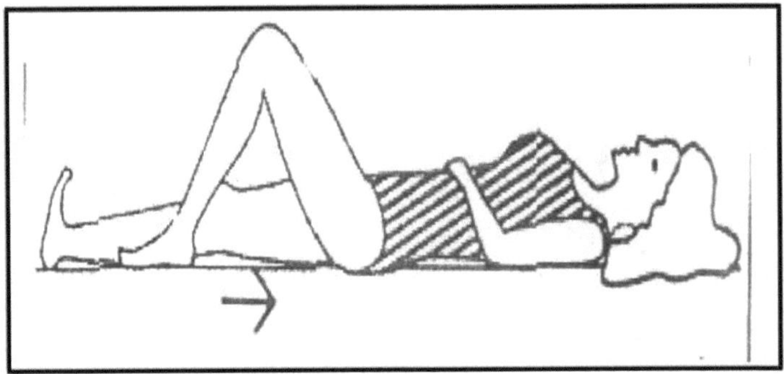

4. Deitado a direito - Dobre a anca e os joelhos em conjunto e mantenha a

posição durante

5 segundos e relaxar.

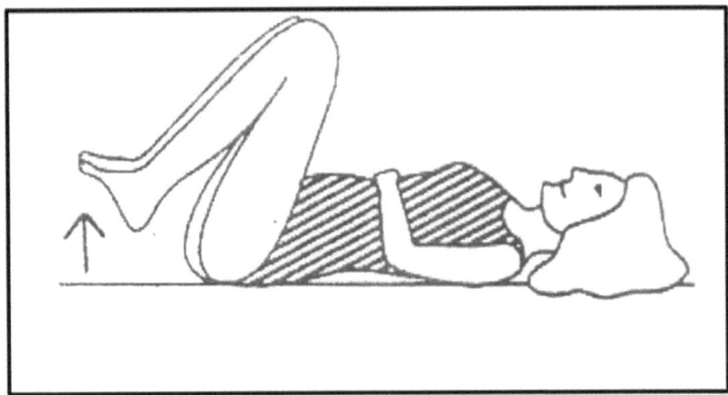

5. Deitado direito - Dobre a anca e o joelho juntos e estique alternadamente pernas e relaxar (semelhante a andar de bicicleta deitado).

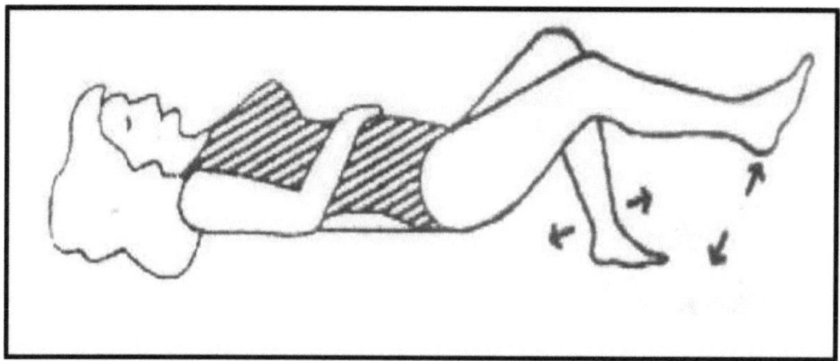

Repetir todos os exercícios três vezes de cada lado.

EXERCÍCIOS :

Os doentes realizaram o programa de exercícios P·· como o do grupo experimental I.

PÓS-TESTE :

Após o período estipulado de tratamento, a pontuação da dor e da ASLR foi efectuada da mesma forma que antes do tratamento. A pontuação foi registada.

ORIENTAÇÕES PARA AS MULHERES QUE PRATICAM EXERCÍCIO FÍSICO DURANTE A GRAVIDEZ

- Devem ser evitados movimentos e actividades bruscos, saltitantes e balísticos.
- Sessões regulares de exercício ligeiro a moderado, pelo menos três vezes por semana, são mais seguras do que explosões intermitentes de atividade.
- Um "aquecimento" cuidadoso deve preceder o exercício vigoroso, que deve

ser sempre seguido de um "arrefecimento" ou de uma diminuição gradual da atividade.

- A flexibilidade e a mobilidade seguem a secção de aquecimento, evitando os alongamentos balísticos. Devem ser incluídos todos os principais grupos musculares e devem ser evitadas posições de alongamento em amplitudes de movimento extremas.
- Deve evitar-se a prática de exercício físico intenso em tempo quente e húmido ou quando a grávida está pirexial.
- A frequência cardíaca materna não deve exceder 140 b.p.m. e o exercício vigoroso não deve prolongar-se por mais de 15 minutos.
- Devem ser ingeridos líquidos antes, durante e após o esforço para evitar a desidratação, e a ingestão de energia deve ser suficiente para as necessidades da gravidez e do exercício.
- Tal como acontece com as mulheres que iniciam o exercício fora da gravidez, é essencial que as mulheres habituadas a um estilo de vida sedentário comecem com uma atividade física de baixa intensidade. Provavelmente, o ideal é caminhar, nadar, andar de bicicleta ou praticar ioga, aumentando gradualmente os níveis de atividade de acordo com a capacidade de tolerância individual da mulher.
- A componente aeróbica deve ser realizada no modo mais adequado para o indivíduo, utilizando grandes grupos musculares e sendo de natureza rítmica, ou seja, caminhada rápida, ciclismo, dança aeróbica - evitando todos os impactos elevados.

- Evitar posições supinas após o primeiro trimestre.

- Evitar permanecer imóvel durante longos períodos de tempo.

- O exercício físico deve ser decidido em função das limitações impostas pela gravidez.

O elemento concorrencial deve ser excluído.

Tradicionalmente, a monitorização e a intensidade do exercício aeróbico era feita através da frequência cardíaca, mas durante a gravidez é demasiado limitada, uma vez que a frequência cardíaca se altera (ACSM 1995). As mulheres devem ser encorajadas a utilizar a classificação de esforço percebido (RPE) de BORG, com um objetivo de 12 a 14 ou o "teste da conversa" (Borg 1970).

A seguinte lista de sinais e sintomas do ACSM (1995) são considerados significativos e, se aparentes, necessitam de revisão médica:

- Qualquer sinal de corrimento vaginal com sangue.

- Qualquer "jato" de líquido da vagina (rutura prematura das membranas)

- Inchaço súbito dos tornozelos, mãos ou rosto.

- Dores de cabeça fortes e persistentes ou perturbações visuais, ou ambas; desmaios ou tonturas inexplicáveis.

- Inchaço, dor e vermelhidão na barriga da perna de uma perna.

- Elevação da frequência do pulso ou da tensão arterial que persiste após o exercício, fadiga excessiva, palpitações e dores no peito.

- Contracções persistentes (> 6-8 horas) que podem sugerir o início de um trabalho de parto prematuro.

- Dor abdominal inesperada.
- Ganho de peso insuficiente (<1,0 kg/mês durante os dois últimos trimestres)
- Ausência ou redução dos movimentos fetais.

O fisioterapeuta da saúde da mulher poderá aconselhar e encorajar as mulheres que desejem, com o consentimento dos seus médicos, continuar ou começar.

4 RESULTADOS

A análise dos dados foi planeada de acordo com os objectivos do estudo.

1. Média e desvio padrão.
2. Teste T para comparar os grupos e para determinar a eficácia da terapia por ultra-sons com o programa de exercícios e apenas com o programa de exercícios.
3. Co-eficiente de variância para determinar a diferença significativa.

FÓRMULA UTILIZADA :

1. Mean

$$\overline{x} = \Sigma X / N$$

2. Desvio-padrão

$$S = \sqrt{\frac{\Sigma (x - \overline{x_1})^2 + \Sigma (x - \overline{x_2})^2}{N_1 + N_2 - 2}}$$

3. $$t = \frac{x_1 - x_2}{S} X \sqrt{\frac{N_1 - N_2}{N_1 + N_2}}$$

4. Co-eficiente de variância

$$\frac{\sigma 1}{M} \times 100$$

ANÁLISE E INTERPRETAÇÃO DOS DADOS

Este capítulo trata da descrição da amostra e da análise e interpretação dos dados para determinar a eficácia da TENS com um programa de exercícios e com um programa de exercícios isolado. Os dados obtidos são classificados, agrupados e analisados estatisticamente com base no estudo. Os resultados do estudo são apresentados em.

DISTRIBUIÇÃO DOS PACIENTES DE ACORDO COM FAIXA ETÁRIA :

QUADRO : I

SL. NO.	FAIXA ETÁRIA	EXPERIMENTAL GRUPO-I	EXPERIMENTAL GRUPO-II
1	21 - 25	2	3
2	26 - 30	3	2
TOTAL		5	5

A tabela acima mostra que as mães grávidas com dores nas articulações sacro-ilíacas se distribuem por todos os grupos etários.

DISTRIBUIÇÃO DOS DOENTES

DE ACORDO COM O GRUPO ETÁRIO

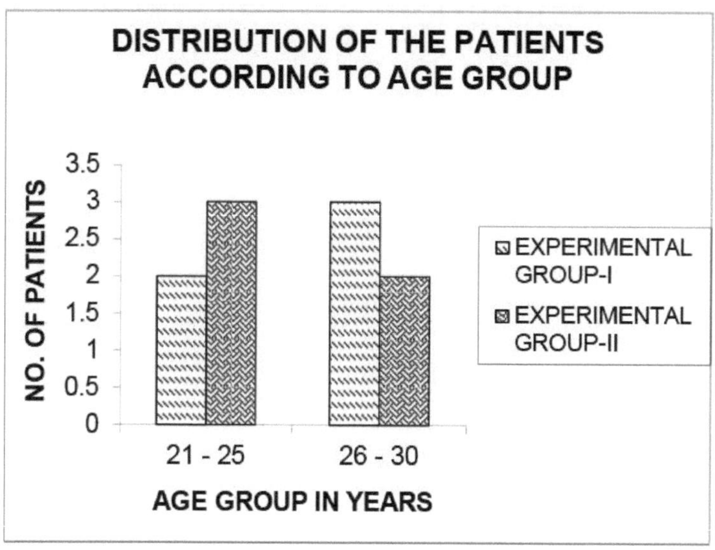

GRUPO ETÁRIO EM ANOS

DISTRIBUIÇÃO DOS PACIENTES DE ACORDO COM

LADO AFECTADO :

QUADRO : II

SL. NÃO.	LADO AFECTADO	EXPERIMENTAL GRUPO-I	EXPERIMENTAL GRUPO-I	TOTAL	%
1	Esquerda	2	3	5	50
2	Certo	3	2	5	50

A tabela acima mostra que as mães grávidas com articulação sacro-ilíaca

As dores foram distribuídas igualmente de ambos os lados.

DISTRIBUIÇÃO DOS DOENTES DE ACORDO COM O LADO AFECTADO

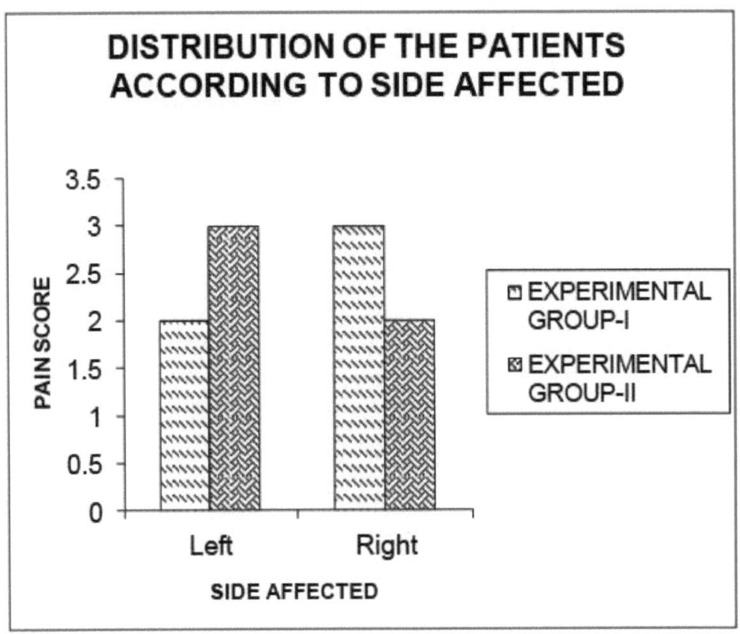

□ GRUPO EXPERIMENTAL-I

□ GRUPO EXPERIMENTAL-II

AFETADO LATERALMENTE

ÍNDICE DE CLASSIFICAÇÃO DA DOR NOS GRUPOS EXPERIMENTAIS - I & II :

QUADRO : III

SL. NÃO.	GRUPO	PRE TRATAMENTO		POST TRATAMENTO	
		MEIO	S.D	MEIO	S.D

1	GRUPO EXPERIMENTAL - I	6.0	0.6	2.6	0.36
2	GRUPO EXPERIMENTAL - II	5.8	0.59	4.8	0.49

PONTUAÇÃO DA ELEVAÇÃO ACTIVA DA PERNA ESTICADA

ANTES DO TRATAMENTO

PARA PACIENTES COM TENSÃO DO LADO ESQUERDO E DIREITO EM

GRUPO EXPERIMENTAL I & II :

QUADRO : IV

SL. NÃO.	GRUPO	PRÉ-TRATAMENTO			
		À ESQUERDA		CERTO	
		MEIO	S.D	MEIO	S.D
1	GRUPO EXPERIMENTAL - I	4.3	4.37	3.5	3.56
2	GRUPO EXPERIMENTAL - II	4.5	4.54	4.7	4.76

A tabela acima mostra que a média e o desvio padrão são mais ou menos semelhantes para os grupos experimentais I e II na fase de pré-tratamento.

CLASSIFICAÇÃO DA DOR - PRÉ-TRATAMENTO

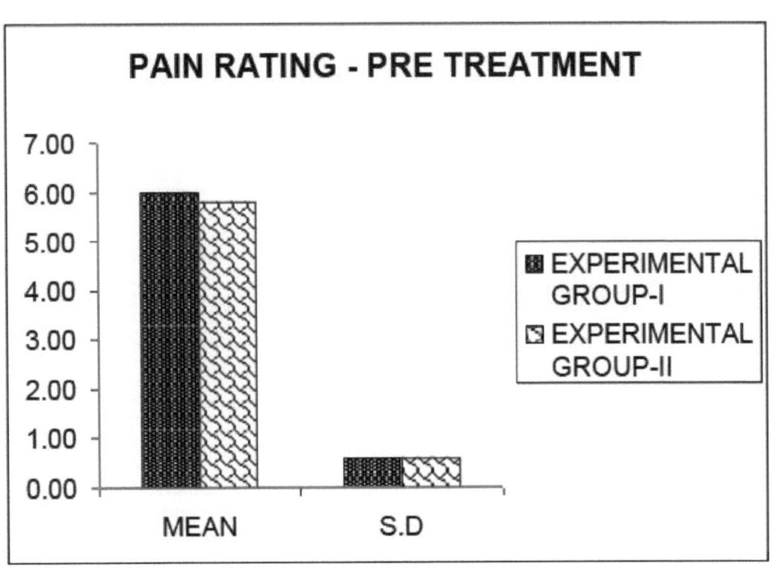
PAIN RATING - PRE TREATMENT
7.00
6.00
5.00
4.00
3.00
2.00
1.00
0.00
MEAN
S.D
EXPERIMENTAL GROUP-I
EXPERIMENTAL GROUP-II

CLASSIFICAÇÃO DA DOR - PÓS-TRATAMENTO

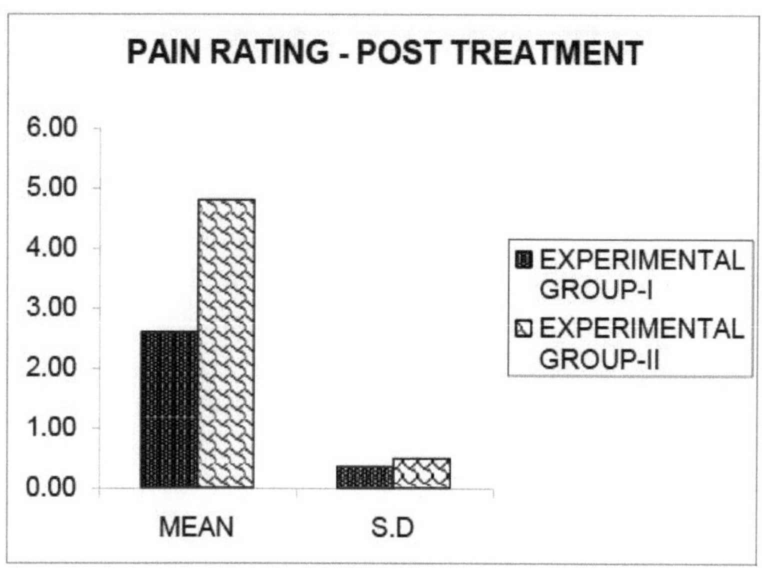

LADO ESQUERDO -

GRUPO DE PRÉ-TRATAMENTOI & II

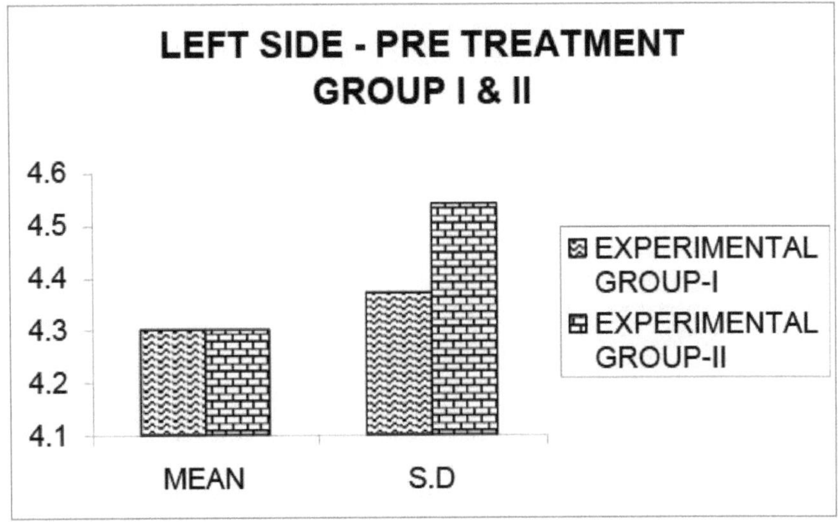

LADO DIREITO - PRÉ-TRATAMENTO

GRUPOS I & II

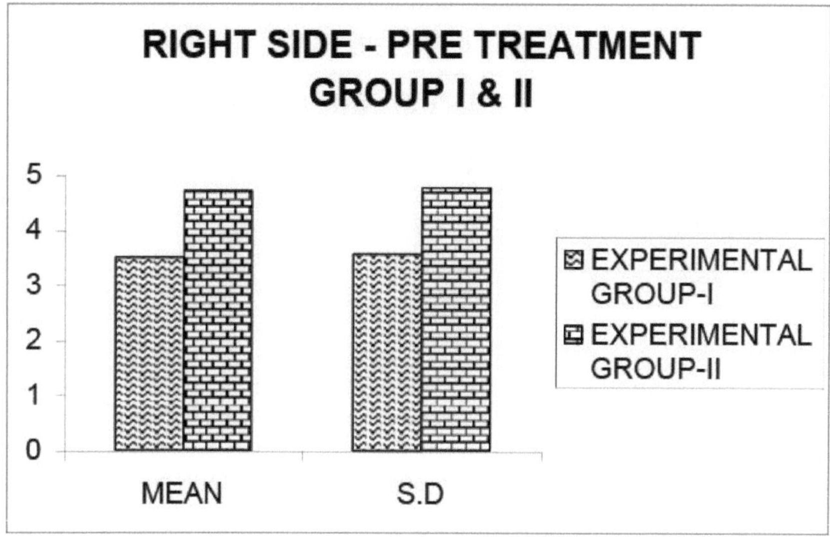

PONTUAÇÃO DA ELEVAÇÃO ACTIVA DA PERNA ESTICADA APÓS O TRATAMENTO

PARA PACIENTES COM TENSÃO DO LADO ESQUERDO E DIREITO EM

GRUPO EXPERIMENTAL I & II :

QUADRO : V

SL. NÃO.	GRUPO	PÓS-TRATAMENTO			
		À ESQUERDA		CERTO	
		MEIO	S.D	MEIO	S.D
1	GRUPO EXPERIMENTAL - I	1.3	1.32	1.6	1.62

2	GRUPO EXPERIMENTAL - II	4.8	4.48	3.2	3.26

A tabela acima mostra que a média e o desvio padrão têm uma diferença significativa entre o Grupo Experimental I e II na fase de pós-tratamento.

MÉDIA, ERRO PADRÃO E VALOR "t" DOS RESULTADOS DE ASLR NO GRUPO EXPERIMENTAL I :

QUADRO : VI

SL. NÃO.	PRÉ-TESTE	PÓS-TESTE	S	"t" VALOR
1	2	2	0.762	4.320

No Grupo Experimental I, o valor "t" calculado é superior ao valor de tabela de "t" ao nível de 0,05 (1,86). Por conseguinte, isto implica uma diferença significativa assinalável entre o pré-tratamento e o pós-tratamento do Grupo Experimental I com TENS e exercícios.

LADO ESQUERDO - PÓS-TRATAMENTO

GRUPOS I & II

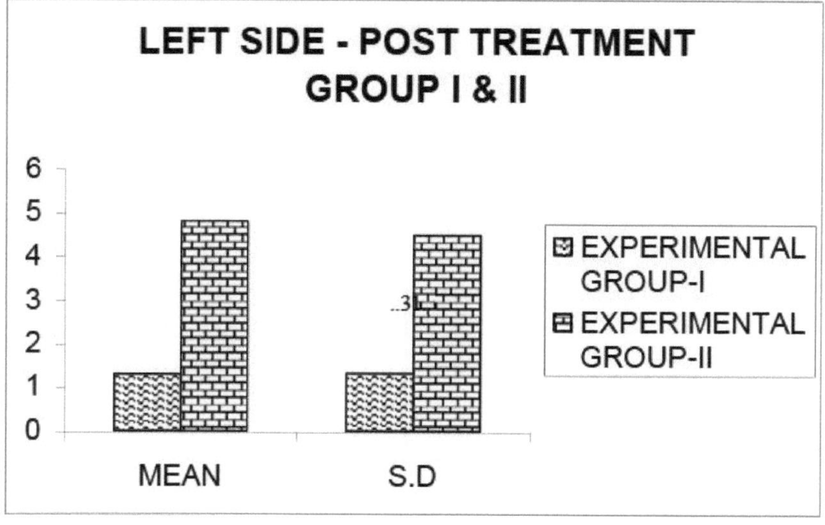

LADO DIREITO - PÓS-TRATAMENTO

GRUPOS I & II

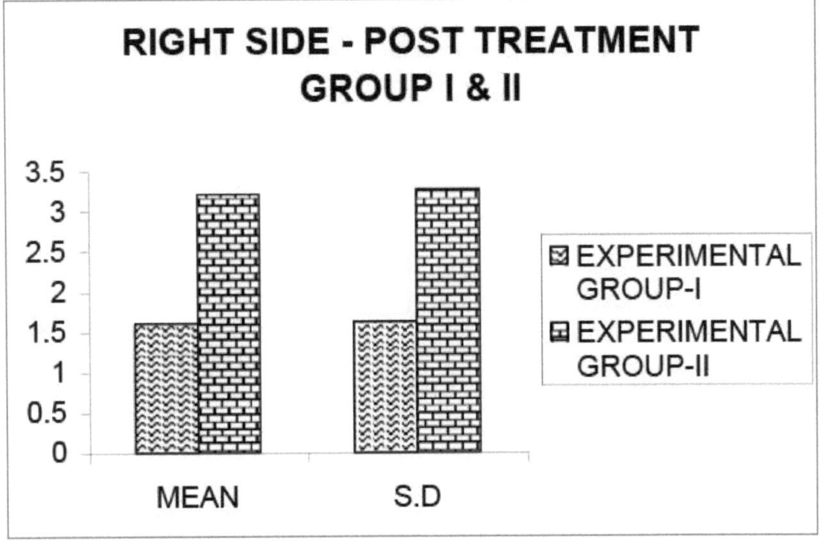

MÉDIA, ERRO PADRÃO E VALOR "t" DOS RESULTADOS DE ASLR NO GRUPO EXPERIMENTAL II :

QUADRO : VII

SL. NÃO.	PRÉ-TESTE	PÓS-TESTE	S	"t" VALOR
1	1.4	2.6	0.7048	2.5634

No Grupo Experimental II, o valor "t" calculado é >valor de tabela de "t" ao nível de 0,05 (1,86). Por conseguinte, existe uma diferença significativa antes e depois do tratamento.

COEFICIENTE DE VARIÂNCIA PARA O GRUPO EXPERIMENTAL I & II COM BASE NO VALOR "t" NA FASE DE TRATAMENTO DO PSOT :

QUADRO : VIII

SL. NÃO.	GRUPO	MEIO	□	C.V
1	EXPERIMENTAL GRUPO -1	1.6	0.7266	40.326
2	EXPERIMENTAL GRUPO - II	3.4	0.7462	22.462

GRUPO EXPERIMENTAL-I

Pós-tratamento Média = 1,6

Coeficiente de variância = 40,326

GRUPO EXPERIMENTAL-II

Média pós-tratamento = 3,4

Coeficiente de variância = 22,462

Estes valores implicam que o Grupo Experimental I é melhor do que

..33..

Grupo Experimental II (i.e.) o tratamento com TENS e exercícios é melhor do que o tratamento apenas com exercícios no tratamento da dor na articulação sacro-ilíaca em mães grávidas.

Os resultados do Pain Rating Score nos Grupos Experimentais I e II são apresentados na Tabela III.

Na sessão de pré-tratamento, o Grupo Experimental I tem uma média de 5,9 e um desvio-padrão de 0,60, enquanto o Grupo Experimental II tem uma média de 6,1 e um desvio-padrão de 6,1.

A diferença média é a mesma para ambos os grupos na sessão de pré-tratamento.

Já na sessão de pós-tratamento, o Grupo Experimental I tem uma média de 2,9 e um desvio padrão de 0,41. O Grupo Experimental II tem uma média de 5,1 e um desvio-padrão de 0,58.

Este resultado indica uma diferença significativa na pontuação da dor no Grupo Experimental I (pós-tratamento).

Os resultados das pontuações do Active Straight Leg Raise para o Grupo Experimental I são apresentados na Tabela VI.

No Grupo Experimental I, o valor "t" calculado é superior ao valor de tabela de "t" ao nível 0,5 (1,86).

Por conseguinte, isto implica uma diferença significativa assinalável entre o pré-tratamento e o pós-tratamento para o Grupo Experimental I com terapia de ultra-sons e exercícios.

O coeficiente de variância para a fase de pós-tratamento para os grupos experimentais I e II é apresentado na Tabela III.

O coeficiente de variância para o Grupo Experimental I é de 41,573 e para o Grupo Experimental é de 24,478.

Estes valores implicam que o Grupo Experimental I é melhor do que o Grupo Experimental II, ou seja, o tratamento com terapia de ultra-sons e exercício é melhor do que o tratamento com TENS e exercício na gestão da dor pélvica posterior em mães pós-parto.

É essencial que todo o tratamento seja adequado aos resultados da avaliação. Um programa de exercícios - em terra ou na água - pode ser adequado para manter os resultados do tratamento. Embora Tulder et al (2002), ao analisarem 39 ensaios controlados aleatoriamente, tenham encontrado poucas provas que indiquem que os exercícios específicos são eficazes no tratamento da lombalgia, ao compará-los com tratamentos inactivos, sugerem que estes podem ser benéficos para facilitar o regresso às actividades diárias.

5 DISCUSSÃO

O objetivo deste estudo foi diferenciar os efeitos do TENS (Transcutaneous Electrical Nerve Stimulation) na redução da dor da articulação sacro-ilíaca que surge durante a gravidez.

Sendo a TENS uma modalidade de alívio da dor, preenche os critérios de aplicação de estimulação externa durante a gravidez. Uma vez que os efeitos da TENS se limitam aos nervos superficiais, não são afectadas quaisquer estruturas subjacentes.

O programa de exercícios, formulado com a intensidade e a capacidade adequadas em função da gravidez, ajuda a manter as propriedades e a extensibilidade dos músculos para ultrapassar o stress muscular durante a gravidez. Foram selecionados para o estudo dois grupos compostos por 5 mães grávidas em cada um.

O grupo I foi submetido a TENS e a um programa de exercícios.

O Grupo II recebeu exclusivamente um programa de exercícios.

Com base nas ferramentas de teste VAS (Escala Visual Analógica) e ASLR (Active Straight Leg Test), as pontuações pré-tratamento e pós-tratamento foram derivadas e analisadas estatisticamente.

Com base nos resultados obtidos, a hipótese foi testada e aceite.

Os resultados estatísticos obtidos mostraram que o Grupo Experimental - I que recebeu TENS e programa de exercícios mostrou uma redução considerável da dor quando comparado com o Grupo Experimental - II que foi tratado apenas com o programa de exercícios.

As pontuações da elevação ativa da perna esticada também revelaram que o Grupo Experimental - I mostrou uma boa melhoria na elevação do que o Grupo Experimental - II.

6 CONCLUSÃO

Com base nos resultados e nas limitações do estudo, foram estabelecidas as seguintes conclusões.

A eficácia da TENS combinada com um programa de exercícios na redução da dor na articulação sacro-ilíaca é significativa ao nível de 4,320.

A eficácia do programa de exercícios por si só na redução da dor na articulação sacro-ilíaca é significativa ao nível de 2,5334.

A partir da análise estatística dos dados obtidos e do nível de significância, conclui-se que a TENS com um programa de exercícios é eficaz.

LIMITAÇÕES :

- Este estudo limita-se à população de mães grávidas com dores na articulação sacro-ilíaca que frequentam o departamento ambulatório de fisioterapia da Universidade de Gurugram, Gurugram.
- Este estudo limita-se a uma população de 10 mães, com 5 em cada grupo.
- Este estudo limita-se a mães sem quaisquer complicações associadas.
- Este estudo limita-se às mães que frequentaram as aulas de educação prévia.

BIBLIOGRAFIA

1. Ann Thomson, Tidy's physiotheraphy, 12th edition (varghese publishing house, 1996)

2. Carolyn M. Hicks, Research for physiotherapists, 2nd edition (Londres: Churchill Livingstone)

3. Forster & Palastango, Clayton's electrotherapy, 9th edition (A.I.B.S Publishers 1992)

4. Joseph Kahn, Principles & Practice of electrotherapy, 3rd edition (Londres: Churchill Livingston)

5. Susan B.O. Sullivan, Physical Rehabilitation assessment & treatment, 3rd edition (Nova Deli: Jaypee Brothers 1994)

6. Margaret Polden, Physiotherapy in Obstetrics & Gynaeedogy, 1st edition (Jaypee Brothers)

7. Ruth Sapsford, Joanne Bullock Saxton, Sue Markwell, Womens Health, A textbook for physiotherapists, 1998 (W.B. Sacenders Company Limited)

8. Deride M. Walsh, Eric T. Mc Adams, TENS : Aplicações clínicas e teoria relacionada (Churchill Livingston)

9. John Low, Ann Reed, Electrotherapy explained Principles and Practice, 2nd edition (Butterworth Heinemann)

10. Helen Lawrence, Jill mantle, Glenys Culverwell, Julie Mckenna, Jenetter Krzyston, Angela Shepherd. Perspectivas internacionais em fisioterapia, Ginecologia.

11. Stevern G. Golbe Jennifar RNjebyl, Joe Leigh Simpson, Obstetrics, Normal & Problem pregnancies 3rd edition.

12. M. Dena Gardiner, The Principles of exercise therapy, 4th edition.

13. Jayant Joshi, Essential of Orthopaedics & Applied Physiotherapy I publicado (Nova Deli: Churchill Livingstone)

14. Noel M. Tidy, Massage & Remedial exercises in Medical & Surgical condition, 2nd edition.

15. Reabilitação da disfunção da articulação sacro-ilíaca, Website : chehalem pt. com, chehalem physical therapy, INC 120-C.N Everest Road, Newbreg, Oreyon - 97132.

16. Zee Meachlas Dip.phty., Women's health ; A textbook for physiotherapists, Ist edition (Harcourt Brace & Company Asia Ltd.,)

17. John V Basmajian, Steven L. Wolf. Therapeutiz exercise, 5th edition.

18. Margaret Polden, Jill Mantle, Physiotherapy in Obstetrics & Gynaecology, 1990 (Butterworth Heinemann Publication)

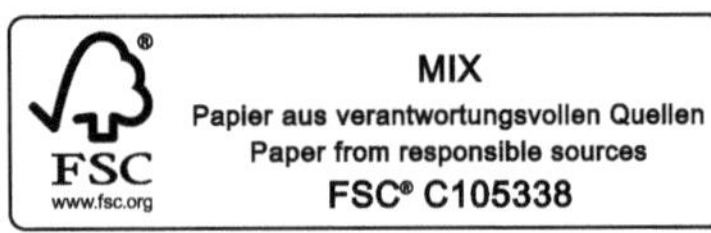

Printed by Books on Demand GmbH, Norderstedt / Germany